DELMA MARIA LUCCHIN

MICROSCÓPIO

Microcontos e Microletrados

Editora InVerso

Editora InVerso

® 2019. Editora Inverso

R. Clóvis Bevilaqua, 352 Cabral
CEP 80035-080 Curitiba-PR
(41) 3254-1616 e (41) 3538-8001
editorainverso@editorainverso.com.br
www.editorainverso.com.br
Facebook.com/editorainverso
Instagram @editorainverso

COORDENAÇÃO EDITORIAL
Cristina Jones
Editora InVerso

CAPA, PROJETO GRÁFICO E ARTE-FINAL
Adriane Baldini

REVISÃO
Carlos L. W. Jorge

Dados Internacionais de Catalogação na Publicação
Mona Youssef Hammoud – CRB/9ª-1393

L934m

LUCCHIN, Delma Maria. Microscópio
Curitiba: Ed. InVerso, 2019
108p. 13x19cm

ISBN: 978-85-5540-158-9

1. Literatura brasileira. 2.Contos
I. Título

CDD. B869.342

Literatura brasileira: B869 Contos: 869.342

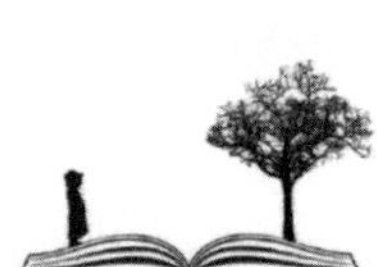

Aos meus amigos leitores, que sempre me incentivam a continuar com seus comentários nos microcontos postados na rede social, onde tudo começou.

Introdução

Para quem não está familiarizado com o gênero, MICROCONTO é um conto pequeno. É a arte de contar uma história com poucas palavras. A ideia do MICROScópio é instigar o leitor a usar suas próprias lentes para encontrar novas interpretações para narrativas tão concisas.

Vou contar, rapidamente, como fui arrebatada por esse gênero de escrita: Encontrei alguns grupos literários, nas redes sociais, que lançavam desafios diários para a produção de microcontos com um número reduzido de caracteres, obedecendo critérios previamente estabelecidos ou uma palavra sugerida. Comecei brincando e quando me dei conta já estava seduzida pelo gênero que ainda é pouco conhecido. Enxerguei nos desafios, uma possibilidade de exercitar a escrita diariamente, além de poder transitar por vários gêneros. É interessante perceber como um microconto pode divertir ou emocionar, além de proporcionar ao leitor reflexões interessantes. A participação nos grupos possibilita, ainda, a interação com outros escritores e a troca de experiência foi decisiva para uma busca constante de aprimoramento da escrita.

Depois de um tempo, comecei a escrever alguns "MICROLETRADOS". São microcontos escritos com as palavras iniciadas com a mesma letra. Não tenho a pretensão de que sejam confundidos com tautogramas, embora alguns possam se encaixar no gênero.

Comecei de uma forma intuitiva: ao escrever um microconto, percebi a coincidência de algumas palavras terem as mesmas iniciais, assim, foi divertido, concluir a ideia usando palavras com a mesma letra. Logo, como sou movida por desafios, me senti estimulada a escrever novos textos para exercitar. É um trabalho interessante de pesquisa, principalmente de sinônimos para elaborá-los.

Com os "MICROLETRADOS", descobri uma veia poética que eu não imaginava que tinha. Sempre me defini como contista e cronista, assim, foi uma grata surpresa escrever contos com nuances poéticas. Quem sabe a poesia possa fazer parte de projetos futuros.

Boa leitura!

O sapo, pobrezinho, não lavou o pé.

Naquela manhã de inverno,
a água do lago estava congelada.

Um profundo lago numa mata
extensa. Porém, seus pensamentos rasos e
limitantes o levaram a um
curto e definitivo fim.

Tic tac tic tac tic tac...

O ponteiro dos segundos parecia se arrastar no relógio. Os minutos duravam uma eternidade. O olhar fixo na porta. Mãos trêmulas.

O coração, acelerado, em desalinho com o marasmo que se instalara.

O pensamento, repetitivo, como o tic-tac daquele velho relógio:

Será que ele vem?

Uma casa fantasmagórica, sem luz e de madeira que rangia ao andar.
Deitada sozinha num quarto enorme, com olhos abertos, sem ver absolutamente nada.
De som, a coruja lá fora e os ponteiros do relógio denunciavam uma longa noite.
De repente, um grito de terror. Ah!
Uma lagartixa pulou em seu pescoço.

Ana jamais saíra de casa sem a medalha de Nossa Senhora das Graças, que recebera de sua finada avó. Um assalto. Um tiro.

Um corpo inerte no chão. Perdeu a medalha que lhe salvara a vida — o projétil a encontrou primeiro.

Maria ficou linda de noiva. O que destoava era a tristeza e a medalha, joia barata que ganhara de João, seu único e verdadeiro amor. *Casamento arranjado*.

Pedro haveria de se conformar, enquanto pensava em Tereza:

Foram infelizes para sempre.

Seguia determinado o vendedor de sonhos.

Tempos de crise deixavam seu mostruário cada vez mais pesado. Sonhos insólitos, pensava ele, sentado na esquina para descansar, enquanto comia um sonho de nata, o único (sonho) que sua comissão permitia adquirir.

Com cerimônia, tirou o papel-alumínio que envolvia a ave natalina.

Pela primeira vez, o casal e seus três filhos teriam uma ceia decente.

Ela se lembrou dos presentes, ainda escondidos no armário. Com os olhos marejados, ia iniciar a oração, quando o pequeno gritou:

— A coxa é minha!

Era péssimo em química. Pior ainda em memorização.
Tentou decorar a tabela periódica em ordem alfabética.

Parou no ALUMÍNIO.

A primeira vez que Joãozinho ouviu a expressão *Céu de Brigadeiro*, logo pensou tratar-se do prenúncio de uma tempestade. Foi automático imaginar densas e escuras nuvens de formato arredondado, como o brigadeiro, seu doce favorito.

Saciava sua sede saboreando saudável suco.

Sem suspeitar, sucumbia silenciosamente, sorvendo substância secreta.

S

Seu sarcástico sobrinho sabotava o suco.

Sacanagem!!!

Depressão.

Sentia-se como um submarino submergindo até as profundezas da alma. Um cenário monocromático e com tubarões à espreita esperando para devorá-la. Com ajuda, saía devagar do lodo de suas entranhas.

A cor voltava num aquarelado disforme.

Hoje, consegue sorrir para um colorido peixe-palhaço.

Sempre pagava excesso de bagagem.

Uma valise era só para o ego.

Voltou destruído do enterro da esposa.
Abriu o armário, para sentir o seu cheiro.
Encontrou uma valise, com cartas para ele.

Era um diário das viagens, com fotos e cartões.

Passou dois dias lendo, rindo e chorando.
Seis meses depois autografava um livro.

O renomado arquiteto, sorrindo, evocava sua infância.

Lembrou do menininho incentivado por sua mãe

rindo e aplaudindo sua primeira obra de arte: um obelisco dentro de um pequeno penico azul.

Reciclar era sua vida,

reciclar era seu mundo.

Reciclava objetos e sentimentos.

Sendo assim, não foi difícil

de Zero à Esquerda.

Zé era chamado à boca pequena

Ninguém prestava atenção àquele cara sem sal. Numa confraternização,

conheceram a mulher do Zé:

linda, divertida e inteligente.

Passaram a ouvi-lo e dar crédito às suas ideias, e assim foi promovido a gerente em dois meses.

Poderosa a mulher do Zé!

Pedrinho brincava com seus soldadinhos. Tinha um exército completo. Direita, esquerda, direita, esquerda... Atenção, pelotão, esquerda, volver! Sua mãe, em lágrimas, observava.

O pai, morto em combate, jamais deixaria de ser o herói de seu filho.

Tateou temeroso.

Textura... temperatura...

Três tarântulas

terríveis....

Tensão total.

Tinha terror.

Tremeu... Travou

temporariamente.

Túmulo 13

terminou.

T

Úrsula tinha uma úlcera nervosa.

Úrsula não sabia se era nervosa porque tinha uma úlcera, ou se tinha úlcera porque era nervosa.

Úrsula só sarou quando se livrou do estresse.

Zé era um funcionário padrão.

Dava a vida pela empresa.

Primeiro a chegar e último a sair todos os dias.
Perdeu os amigos por causa do emprego;
perdeu a família por causa do emprego;

perdeu a saúde por causa do emprego.

Perdeu o emprego por causa da úlcera.

Maria José tinha dupla personalidade.

O problema era a competitividade entre as duas personalidades. Quando iniciavam uma disputa, deixavam a pobrezinha quase louca.

A primeira disputa foi gerada pela serpente, ainda no paraíso. Entre o bom senso e a curiosidade, venceu a segunda.

A CURIOSIDADE IMPERA ATÉ HOJ

O boto e a sereia,

confiantes no poder de seus encantamentos, resolveram brincar de sedução. Ambos ficaram presos na rede de seus próprios egos. Hoje vivem, apaixonados, num

aquário qualquer.

Depois de longa amizade, se apaixonaram.
Ambos do signo de aquário. Funcionavam como

amigos, porém, não como amantes.

Não conseguiam expressar seus sentimentos e ficavam reprimindo as emoções. Do alto de seus intelectos, prometeram fidelidade a si mesmos.

O amor morreu e ninguém disse "eu te amo".

Voltou à cidade natal depois de trinta anos e foi direto ao moinho. Sentou e chorou. Eram muitas as lembranças: as brincadeiras de criança, o primeiro beijo e as conversas com seu pai. Hoje reconhece que aprendeu mais com ele do que nos anos em Harvard.

Velho, o que vou fazer sem você?

Chega à cidade junto com a tempestade. Decide abrigar-se no velho moinho e encontra Tereza, seu grande amor, que também se abrigava lá. Eles têm uma tórrida noite de amor entre raios e trovões. Chegando em casa, o pai pergunta:
— Soube da Tereza?

— A minha Tereza?

— Sim, morreu há dois dias, no moinho.

Férias no Caribe! Tomando sol e sentindo uma brisa morna, Luísa se lembra de seus sonhos da adolescência. Abre os olhos e vê sua realidade: os três filhos se divertindo numa piscina plástica no fundo do quintal. O chá gelado substitui o drinque. Duvida, por um momento, que pudesse ser mais feliz.

Será?

Frustrado, com tantas tentativas malsucedidas, o Gato de Botas arquitetava mais um plano

para pegar o Rato de Patins.

Voltava silencioso, assim como
partiu havia mais de vinte anos.
Do passado restava somente o pó da
estrada, que ainda carregava nas botas.

O futuro, tão incerto

quanto o momento em que decidiu partir.

Ainda de luvas, serve-se e
senta-se confortavelmente na poltrona
de espaldar alto do luxuoso escritório.

Jamais imaginaria

que o capricho de tomar a última dose do licor
de sua vítima a denunciaria. A marca do batom
vermelho no cálice gritava na cena do crime.

V

Vinícius valorizava
veículo voador.
ajava vendo vespas e vagalumes.
Vislumbra-se voando.
Via véus e varais...
voos e viagens... vazios e vácuos.
Vasculhava velhas valises.
Virou viajante,
velejando ventos,
voava...
voava...

Sr. Godofredo e D. Laura chegaram aos cinquenta anos de casados. As comemorações chamaram a atenção da imprensa, sempre ávidos por uma inspiradora história. Contaram ao repórter o segredo de tanta felicidade:

"Todos os dias, antes de dormir, tomamos juntos nosso licor, zerando qualquer pendência".

Ela, límpida e pura como a água.

Ele, denso como o vinho.

Se apaixonaram.
Com o tempo ele já não a embriagava,
tampouco ela o saciava.
A água turvou, o vinho azedou e o amor acabou.

Hoje afogam suas mágoas num suco de uva qualquer

Com emoção, abriu a caixa. A boneca era linda. Sorriu. Mais uma para sua coleção. Mais tarde, excitado com a perfeição, se entusiasmou e mordeu a orelha do novo brinquedo, que estourou num estrondo. Rapidamente escolheu outra boneca inflável para continuar a brincadeira.

As discussões com a mulher faziam Alfredo visitar sua caverna interna de ressentimentos com frequência. Um dia foi tão fundo que encontrou um outro Alfredo, muito mais autoconfiante. Largou a mulher e passou a fazer meditação. Hoje entra na caverna só quando tem vontade; aprecia conversar com seu outro eu.

As lágrimas, um bálsamo.

Acreditava que os olhos eram a entrada para a alma. Não dispensava seus óculos escuros.

Por necessidade, trabalhava duro,
como a Formiga de Esopo,
mas tinha uma inveja danada da cigarra.

Três tentativas frustradas. Desta vez, planejou cada detalhe. Fechou a casa, ligou os botões do fogão, incluindo o forno e se sentou, aguardando sua hora. Nada aconteceu. O gás havia terminado. Foi até o quartinho pegar outro botijão, e, batendo na parede, um martelo caiu em sua cabeça. Foi fatal. Na mesa, o bilhete "última tentativa". Ninguém entendeu o engenhoso plano.

T

Trem...

Trilhos, trajeto tranquilo.

Thomaz...

Trilha tortuosa,

teias, tempestade.

Tereza

tumultuou, transtornou.

Tudo terminou...

Trilho, trilha... Tudo.

Tragédia!

Ele estava hipnotizado. Ela era linda.
Estavam bem pertinho e ele observava aqueles lábios rosados enquanto sentia seu perfume e o aroma do dropes de hortelã. O clima era de romance. Num misto de nervosismo e inabilidade adolescente, perguntou:

— Será que chove hoje?

Intenções, tinha aos montes, desde pequeno.
Intenção de ser um ótimo estudante,
um profissional de sucesso,
ter uma família exemplar e ser feliz.

Porém, maiores que as intenções e os desejos,
reinavam a preguiça e a malandragem...
Então entendeu a máxima:

"de boas intenções o inferno está cheio".

Ficava emocionado quando ouvia o poeta cantar:

"Saudade assim faz roer e amarga que nem jiló",

mas depois lembrava do reencontro,
doce como a rapadura e sorria, feliz!

Muito imaginativa, Carlinha tentava substituir
a maçã na história da Branca de Neve.
Foi bastante divertido quando visualizou
a bruxa, persuadindo a princesa,

com uma enorme jaca nas mãos.

Certamente o enredo seria bem diferente, afinal,
alguém se sentiria seduzido por uma jaca?

Como daria uma mordidinha

Caramba! E se o fruto proibido fosse uma jaca,
ao invés da maçã? Eva não sentiria vontade
e nós estaríamos salvos.

Tinha um coração nômade, não por escolha —

simplesmente era assim.

Entrava de cabeça e amava intensamente, depois partia, deixando saudade.

Mas a vida é um clichê,

e a tal ironia do destino brincou com ele. Justamente quando resolveu sonhar com uma vida com filhos e netos, encontrou alguém

que não gostava de fixar morada.

"*Morreu no parto*".

Talvez a frase que Ana mais ouviu em sua infância. Entendeu o real significado somente na adolescência, quando jurou, em frente a uma foto de sua mãe, que teria muitos filhos e provaria que parto é vida. E assim se deu. Homenageou sua mãe seis vezes, mas, quando perguntam à sua sétima filha por ela, alguém sempre responde: "Morreu no parto".

Foi um parto conseguir aquela entrevista de emprego. Duas cartas de apresentação, três indicações e muitos ajustes de agendas para uma conversa medíocre e uma proposta totalmente ridícula.

Decepção total.

Deveria ter seguido a intuição e abortado a ideia na primeira dificuldade.

Tinha uma queda por homens altos.

Contraditoriamente,

tropeçou num baixinho e se apaixonou

Persistente, continuava escalando,
enquanto tentava visualizar seu objetivo.

Sabia que uma queda seria fatal.

Faltava pouco.
Na ponta dos pés e esticando mais um pouco o braço
alcançou a caixa de chocolate em cima do armário.
Oito anos e muita determinação,

para o desespero de sua mãe,

que chega quando o moleque tenta descer da
escada improvisada.

— Tudo bem! Você finge que fala
a verdade e eu finjo que acredito...

Disse a mulher descendo da balança com defeito que

fizera desaparecer cinco quilos.

relendo o livro da saga autorizada de sua família. Se tivesse acesso aos capítulos vetados por seu avô,

teria vergonha.

Tudo ou nada!

Não conseguia conceber alguém decidir nesse nível.

Libriana, tendo como maior característica a indecisão, tinha dificuldade em escolher entre chá e café depois do almoço.

Pietro era extremamente egocêntrico.
Olhava tanto para seu umbigo...
que ficou corcunda.

Ana era muito influenciável.
Ouviu falar em vampirismo e ficou impressionadíssima.
Passou a usar um colar de alho.

Breno é um brasileiro de classe média.
Havia algumas décadas passava férias de vinte dias em um resort de luxo, degustando pratos caros e bebendo uísque doze anos.
Hoje fica feliz quando consegue descansar três dias em Matinhos, comendo espetinho e bebendo cachaça barata.
(Baseado em fatos reais.)

O burrico era xucro e seu dono dócil.
Assim, a doçura amansou o burro,

lãe... melhores
memórias:
lanhã morna,
imo meu meigo
nenino. M
lescla de mistério
e milagre...
aternidade.
ingaus, manhas, mimos
meninices me movem.
lovimentam
eu mundo.
Meu menino...

Yara amava tanto que transbordava.

Transbordava tanto que se afogava...

Só para ser salva por ele, numa respiração boca a boca.

E a zebra seguia em dúvida...
Não sabia se era branca de listras pretas
ou preta de listras brancas.
Não importava...
Era listrada e feliz!

Gostava de margarida desde sempre.

Sentia a energia que ela emanava.

Quando via um jardim com as lindas flores, tratava de ficar bem pertinho para recarregar. Do verde de suas folhas e caule conseguia a esperança, das brancas pétalas a paz de espírito e do miolo amarelo, a luz. Poucos sabiam como Luzia conseguia

ser tão iluminada e feliz.

A chave do sucesso daquele médico era o fato de ter derrubado as muralhas que o separavam de seus pacientes. Era respeitoso e simpático. **Muitos precisavam, antes de tudo, de atenção.** Enquanto examinava as crianças, perguntava se elas gostavam de soltar pipa, e elas se soltavam relatando suas aventuras entre linhas e rabiolas. Com um aceno do doutor, chegava a enfermeira com a agulha da injeção. **Quando sentiam a picada, nem reclamavam, estavam com a cabeça nos ares, voando qual uma pipa.**

I

Iniciava importante invenção.
Invejosos incitavam: ilusão.
Ignorando, Inácio ia idealizando e implantando.
Imaginava a independência.
Ilustrava implementos.
Infelizmente, impactos ilegais inviabilizaram o invento.
Insensato...
O ilícito o isolou.
Insistindo, ideias inéditas o iluminaram.
Ilegalidades invalidou,
Imperfeições identificou.
Importante invenção o imortalizou.
Incrivelmente inspirou.
Ídolo íntegro.

Olhava no espelho, analisando aspectos de beleza. **Não estava satisfeita.** Não tinha cosmético que desse jeito. Precisava urgentemente fazer alguma coisa, **então, aplicou a verruga postiça**. Agora, sim, a bruxa ficou perfeita, brilhando de feiura. Pegou sua vassoura mágica e foi para a balada.

Acostumada a receber somente migalhas de carinho, Ana não sabia lidar com o amor de João. Ele oferecia o céu e ela, pobrezinha, com os pés enraizados só achava graça, mas não sabia como alcançar as estrelas. **João foi paciente, o amor era imenso, então, todos os dias a presenteava com um balão.** Ela não entendeu muito bem, mas ele tinha um plano. De tanto admirar o balão... Ana aprendeu a olhar as estrelas. Alcançá-las foi uma consequência.

Nestor era fascinado por história.

Tinha uma facilidade impressionante em recriar cenas, ouvindo seus sons e sentindo seus aromas.

Uma nostalgia inexplicável, de uma vida que não viveu.

Habitava num mundo paralelo, nem no passado, nem na atualidade, mas, sim, num tempo único, em que era feliz.

Enquanto fazia contas, tentando fechar o orçamento, observava o marido rindo com o filho, na sala. Casaram-se muito jovens e ele nunca cresceu.

Continuava sendo uma criança grande.

Agora, com o filho no início da puberdade, tinha a esperança de que o menino ajudasse seu pai a amadurecer.

Romântica, acreditava em sinais.
Verbalizava com frequência que quando encontrasse sua alma gêmea, saberia. Perceberia alguma luz, som, sentiria um CLIQUE.
Conheceu Paulo no Réveillon de Copacabana.
Não teve dúvida, eram muitos os sinais para um momento só. **Estão juntos há dez anos.**

Será sempre lembrado por duas características únicas. Uma que o aproximava das pessoas e outra que o afastava.

Sentado na cadeira de balanço, Dagoberto fica imaginando que a melhor novidade, naquela altura da vida, seria uma viagem ao passado.

Ah! Se existissem as tais máquinas do tempo!!!

Voltaria a exatos sessenta anos e não teria deixado Laura partir.

Percebo o perigo se aproximando.
Sinto o cheiro, o calor.
Estou presa e não consigo me libertar.
Ainda tenho a esperança de ser salva.
"Socorro!", grito — e ninguém ouve.
Não tenho mais forças.
Estou com sede, com fome.
Estou sufocando.
Não restou nada em meio à destruição.
Fui uma árvore.

Amedrontado pela difícil tarefa de educar,
José ameaçava o uso do cinto.
Jamais precisou utilizar.
Eram outros tempos aqueles em que
uma ordem do patriarca era soberana,
e o respeito, inerente aos filhos.

Houve um tempo em que Deus ficou insatisfeito com a desunião da humanidade. Numa manhã, chamou a **vida** e a nomeou **costureira do destino**. Desde então, ela se encarrega de desfazer alguns nós e **unir retalhos improváveis**, nessa grande **colcha de relacionamentos** da qual fazemos parte.

— Por que preciso saber quanto mede palmo, braça, jarda, se é tudo medido em metros?

— Conhecimento geral... É importante.

— Besteira. Procuro no Google.

— Você pode encontrar esses termos na literatura.

— Odeio literatura arcaica.

— Você precisa saber para passar na prova.

— Agora me convenceu.

Plano perfeito. Usaria aquela CARTA no momento certo, não perderia a oportunidade.

Afinal, um coringa não deve ser desperdiçado jamais.

Almas angelicais amam
amor é alimento de almas angelicais

A

Amor afasta angústias e altera amanhãs
mor altruísta, amor absoluto

Amor amigo, amor de almas

mor admirável

Alterando autoestima, alegra, anima
Acaricia, amansa

mor não asfixia, amor não avalia...
ssume, apoia, adapta, afaga
braça... alegra a alma

Almas angelicais amam

bençoam com afeto e atenção.

Apenas amam.

Pedrinho saiu para brincar com a espadinha que acabara de ganhar. Logo em seguida, voltou correndo e gritando:

— Venham ver. Matei o inimigo.

No velho portão de madeira, uma aranha com a ESPADA cravada.

Inocente, ele explicou:

— Eu falei para ela: "mãos ao alto". Ela não se rendeu, então eu a matei.

Conheceu cedo o poder terapêutico de um carinho, assim como o prazer de delicadas cócegas.

Hoje é poeta.

Dedica-se a fazer cócegas na alma, e segue curando o mundo.

Analfabeta, fazia versos enquanto trançava o cabelo das meninas. Às vezes, recitava as cantigas que aprendeu com sua avó, emocionando a todos. Na simplicidade em que vivia, rimando carinho com moinho, coração com oração, **Josefa minimizava qualquer problema, vivendo na forma de um POEMA.**

Já fui Rio Doce. Sustentava famílias, como parte de um saudável ecossistema. O rompimento da barragem mudou minha cor, minha composição. **Mudou a vida que existia em mim e através de mim.** A lama devastou tudo, inclusive a esperança. Assusta mais a lama misturada com sangue nas mãos dos poderosos.

Televisivo,
Túlio tentou o teatro.
Tinha talento.
Tentou textos. também.
Tinha talento,
Tecia tragédias
tumultuadas,
T
tensas
Tramas e tristes.
Túlio tinha talento em tudo.
Textos, Telas, Teatro
Talento trouxe troféus.
Talento é tudo!

Ao receber a orientação para elaborar uma redação com três parágrafos, Joãozinho escreveu três frases, bem elaboradas, e entregou rapidinho.
Ao ser questionado, foi logo explicando:
— Estou me especializando no gênero de microcontos. Poder de síntese é tudo.

Recebeu um dez, pelo argumento.

Seu deus era o dinheiro. A falta dele o tornou ateu.

Ele fez as mais difíceis manobras, o TUBO foi perfeito. Obviamente seria premiado. Saiu do mar sob aplausos e não conteve as lágrimas — de ódio.

Sua amada estava dando moral para um idiota que mal se sustentava em cima de uma prancha. Às vezes a vida é injusta, pensou.

Era um peregrino da literatura. Já percorrera os caminhos dos contos e das crônicas diversas vezes. Muitos se inspiravam no estilo de suas caminhadas. Agora se preparava para o maior desafio, o caminho do romance.

Tinha fé nas palavras.

Sentia um vácuo incômodo. Dia pós dia, um vazio que não o deixava viver em paz.

Vendo sua angústia, tentavam ajudá-la, sem sucesso. Curandeiros, psicólogos, médicos.

Tentativas vãs, sem solução.

Finalmente se rendeu às evidências. Tomaria vermífugo e exterminaria aquela lombriga que estava sugando todas as suas energias.

Tinha muitas faces. Poderia ser ator,

porém, preferiu ser político.

edro perdido. Perdas pesadíssimas.
edro, pedra... pesadas perdas.
erplexidade. Pânico. Pavor.
erda de perspectiva perturbava potencialmente.
orém, percebeu parte da positividade preservada,
egou-a porque perdê-la poderia piorar, prejudicando
ossível porvir.
edro, pedra... prece.
- Piedade, Pai, piedade!!! Perdoai, Pai. Piedade!
erdi pessoas, perdi posses, perdi a paz. Pai Poderoso,
eço proteção. Pai Poderoso, peço perseverança para
rosseguir.
iedade, Pai Poderoso!
ensou, ponderou, e percebendo pequenas
ossibilidades, planejou próximos passos, poucas
romessas.
edro, pedra... perseverança.
artiu... passo a passo... pouco a pouco...
aulatinamente.
ersistindo, prosseguiu em paz.

edro, pedra... produziu poema.

A discussão continuava:

— Calma, filha!

— Nunca tive um quarto só para mim. Nossa casa sempre pareceu um ALBERGUE! Sempre esse monte de primos e amigos de papai se hospedando aqui.

— Filha, daqui a alguns meses é seu casamento, tudo vai melhorar.

— Melhora nada! Pedi para o Zeca fazer um quarto só para mim. Ele disse que não, porque marido e mulher dormem juntos.

— Ele está certo.

— Vou ter que dormir no mesmo quarto que o Zeca até o resto da vida?

— Se Deus quiser!

— MÃE...

Se bebesse sentimentos,

hoje estaria bêbado de amor!

Suando frio, vê a lâmina riscando a pele, logo em seguida, abrindo a carne num corte profundo, finalmente, o sangue vermelho escorrendo.

É demais para ele. Desmaia.

Não teve muito sucesso na primeira aula prática da faculdade de medicina.

H

A hélice do helicóptero hipnotizou Henrique

Hélice... horário... hélice... horário... hélice... horário

Horário não honrou

Helena histericamente o hostilizou

Humilde, no hotel, o homem se hospedou

Hipertensa, Helena, hospitalizou

Hiato na história...

Hábil, Henrique, com hortênsias, a homenageou

Helena hesitou... horizonte hipervalorizou

Harmonia se hospedou

Hipótese: Habilmente Henrique...

Helena hipnotizou.

Sua timidez era facilmente denunciada pelo rubor de sua face. Com a pele muito clarinha, corava ao menor sintoma de desconforto ou excitação. **Houve um tempo em que isso a incomodava,** porém, quando descobriu que isso despertava um certo fascínio nos garotos, camuflava, a timidez superada, com blush.

Foi uma verdadeira "Operação de Guerra", com muitas pessoas envolvidas. Horas de planejamento. Dias de ansiedade. Elaboração cuidadosa dos detalhes.
Finalmente o grande dia chegou.
Conseguimos fazer uma comemoração do Dia das Crianças como se deve: móveis afastados, disponibilizando lugar para as brincadeiras, gincanas e jogos. Muita contação de histórias, cantigas de roda e comidinha gostosa. Mas, principalmente, o tempo e a atenção dos adultos para a criançada.
Missão cumprida com êxito.

Agora era oficial.
A minhoca usaria lacinho de fita na cabeça,
para o "minhoco" não se equivocar.

Construiu um castelo e recebeu aplausos.
Superando suas próprias expectativas,
construiu uma linda CATEDRAL, emocionando
a todos. Então, veio uma onda e destruiu tudo.

Foram de areia as primeiras obras
daquele futuro arquiteto.

Esmeralda olhava desconsoladamente para a caixinha de joias. Mais um término de namoro. Mais uma joia com esmeralda. Quanta falta de criatividade, pensava. Pior ainda eram as frases de efeito, esmeralda para combinar com seus lindos olhos. Ah! Que cansativo. Será que o próximo teria sensibilidade suficiente para perceber que ela nasceu para usar diamantes?

Na completa escuridão, ouvem-se trovões e o vento sibilando entre as árvores. Ao longe, o chilrear de uma coruja agourenta desperta calafrios. Passos lentos e pesados se aproximam.

Logo em seguida, o ranger da porta centenária faz o coração disparar.

Até a respiração parece pesar naquele momento. Um grito e, na sequência...

— Cara, da hora esse aplicativo de sons horripilantes para usar na barraca. Também vou baixar.

Explorar é a sua vida. Explorar é o seu mundo. Na escola, os mais interessantes trabalhos. Na profissão, como arqueólogo, muitos prêmios. Fez uma especialização na área de psicologia, visando explorar a alma humana. Atualmente se dedica à exploração do corpo de sua mulher, que apresenta algumas mudanças. Sente-se um pouco ansioso para a exploração mais desafiadora e única de todas:

a tão sonhada paternidade.

Adorável era a poesia que já nascia pronta diante de seus olhos. Aprendeu desde cedo a observar a natureza e se encantava com os pássaros e as borboletas, com as árvores e as flores, os animais e a alma humana. **Cresceu e se tornou poeta.** Hoje nos encanta ao nos mostrar, na poesia, o que nos esquecemos de olhar com a correria diária de nossas vidas. **A magia acontece,** adorável.

Estela espreitando estrelas

Explodia emoções

Emanava energia espetacular

Elton enamorou-se

Estela... estrelas... Elton

Enlace...

Estela & Elton... enfim.

Raramente respeitavam regras.

Rosália e Renata relaxavam num recanto reservado.

Ruídos e rumores revelaram réptil rumo ao rio. Risco!

Receosas, ruborizaram.

Rapaz raquítico resgatou-as.

Respeitosamente retiraram-se

Refeitas, relatavam, rindo repetidamente.

Retornaram à rotina.

R

Joãozinho foi muito bem na prova de química. Estudou a tabela periódica com afinco, mas o que o salvou, de fato, foram as imagens mentais com palitos de fósforos: um grande P e o número 15 desenhados com os palitos fizeram com que decorasse o símbolo e o número atômico do elemento FÓSFORO.

Boas ideias incendeiam a cabeça do menino travesso.

Amava estórias infantis, mas considerava **"A pequena vendedora de fósforos"** demasiadamente triste para ser compartilhada com as crianças. Relia, eventualmente, e sozinha deixava escapar uma lágrima, em homenagem à menina e sua avó.

Morreu por não saber fingir.

O marido logo percebeu que o prazer que ela não sentia com ele era compensado pelo amante.

Sempre gostou da adrenalina.

Colocar a vida em risco o fascinava. Agora, precisava desarmá-la, de qualquer jeito. Todo cuidado era pouco. Percebeu um mecanismo um pouco diferente, ficou apreensivo. Suava frio. Enfim, desarmou e suspirou aliviado. A recompensa foi o bom pedaço de queijo que restara na ratoeira. Comida garantida para pelo menos duas refeições.

Gostava da metáfora da borboleta. Lia, vezes sem fim, o texto que ganhara de uma pessoa querida. Jamais percebeu que precisaria sair do casulo para a sua transformação acontecer. Talvez voasse um dia.

Talvez!

Bolo caseiro, simples e sem enfeitar
eram os preferidos de seu pai,
um homem de hábitos simples.
Recorda com carinho o comentário dele,
ao vê-las — a ela, sua mãe e sua irmã —
confeitando cada bolo de aniversário:
**— Vocês fazem um bolo bonito e gostoso
e depois estragam tudo colocando essas
melecas em cima.**
Seu pai sabia das coisas.

Seu passado era muito escuro,
não tinha alvejante que desse jeito.

Decidiu que o afogaria, e era obstinado,
porém estava tendo dificuldade.

O patinho de borracha não
afundava na banheira,
apesar da insistência
de Joãozinho.

error era seu gênero favorito. Assistia a
ilmes do gênero toda semana. Um dia, ao
ssistir a um filme, fez o infeliz comentário

"adoraria vivenciar
algumas das cenas de
meus filmes prediletos".

maldição se fez e coisas estranhas
assaram a acontecer. A primeira experiência
oi encontrar Freddy Krueger no elevador,
epois foi o Jason de Sexta-feira 13, e a situação
omeçou a ficar complicada. Hoje não atende
nais ao telefone, com medo da Samara.

stá procurando um
xorcista ou alguém
ue acabe com o feitiço.

or enquanto, tem tido a sorte de passar
elas experiências nos papéis dos protagonistas,

nas nunca se sabe...

A velha senhora observa a neta arrumando o material escolar de seu bisneto: uma mochila com rodinhas combinando com a lancheira, ambas decoradas com o herói preferido; alguns livros; cadernos específicos para cada matéria, todos encapados e devidamente etiquetados; no estojo, muitos lápis e canetinhas coloridas. É tudo muito bonito e estimulante.

Nostalgicamente se lembra de seu material escolar: uma sacolinha de pano que sua mãe costurara em casa com as iniciais bordadas em ponto cruz; um caderno que servia para português e matemática, a velha cartilha, a tabuada, uma caneta-tinteiro, uma régua de madeira, lápis e borracha. Lembra-se de seu lanche: duas fatias de pão caseiro com banha e pedacinhos de torresmo, cuidadosamente colocados em um guardanapo, dentro de outra bolsinha de pano, feita sob medida.

Fica um pouco pensativa, afinal, é uma comparação quase injusta. Depois dá um sorriso maroto, vai até o quarto e volta com uma pasta. Lá dentro, seu livro de mandalas para colorir e seu estojo de 48 lápis de cor para se divertir, afinal, a vida pode ser bem mais colorida e divertida hoje em dia.

"Querer é poder". Cresceu ouvindo sua mãe repetir a frase como um mantra. Seguia tentando aplicá-la, sem muita convicção. Hoje, depois de mais de quarenta anos de muitos erros e poucos acertos, faz um curso de neurolinguística, e para sua surpresa, revisita a frase de sua infância.

Foi preciso pagar para aprender o que sua mãe tentou ensiná-la de forma gratuita e amorosa.

A aranha, amedrontada, arma-s

Analisa, avalia

Aranha ataca aranha

Absurdo assustad

Aracnídeas ameaçadoras atacando-se

Ancião abismado, atira alg

afugentando-as

Aborrecidas afastam-se

Acabou a agitação

Acabou a algazarra.

Observava a vida pela janela. Quando se deprimia, **fechava as cortinas**. Depois, ia abrindo devagar, **deixando a vida entrar.**

Estou cansado dessa vida, de idas e vindas previsíveis, das viagens que terminam sempre no mesmo lugar.

Me sinto um brinquedo nas mãos das pessoas.

Quero uma vida nova, novos horizontes...

Refletia o insatisfeito bumerangue, sem saber como alterar seu destino.

Ninguém imaginava que no porão de seu subconsciente ela escondia os mais **sórdidos sentimentos.**

Tensão. Assalto na farmácia. Distraidamente entra Irmã Feliciana, abençoando a todos com um sotaque alemão. O assaltante faz o sinal da cruz, larga a arma e sai correndo, enquanto pede perdão a Deus. Salvos pelo João, fantasiado de freira.

Viva o carnaval!

A bruxa fazia o balanço do estoque.
Havia um bom saldo de bafo de dragão,
cutícula de ogro e chulé de saci.

A preocupação estava em conseguir cabelo de virgem e saliva de político honesto.

Sobreviveu aos horrores da Segunda Guerra,

mas nunca viveu em paz.

O passado insistia em assombrá-lo como um eco amplificado, transformando até os suspiros em gritos de dor.

Maria seguia, surpreendendo a todos. Desfilava a fragilidade e a beleza de um cristal, mas era feita de vidro forte e resistente.

SCRIPT

A alegria de Rosália parecia não combinar com o asilo. Então, ela contou seu segredo: escritora que era, reescreveu sua história. Era a protagonista e tinha esse **direito.**

Tal qual uma fada, tendo a caneta como vara de condão, reescreveu um novo roteiro para cada idoso e a transformação aconteceu. As mesmas pessoas, com suas histórias encantadas, **agora eram felizes também.**

A vida financeira de Carlinhos era complexa.

Atraía dinheiro com um chamariz e

desperdiçava como um chafariz.

A vida ao lado passa depressa, cada vez mais rápido. Aqui, anda-se devagar; o descaso deixa pedras soltas e irregularidades. Há décadas observo a diminuição de pessoas passeando. Elas seguem com olhar fixo no futuro e medo de ladrão. **Sou uma calçada impotente;** resta-me observar, em silêncio.

A Casa das Pedras era cinematográfica, incrustada no morro e em total harmonia com a natureza. O Terraço era de tirar o fôlego — dele só se enxergava o mar e mais nada.

Seria o paraíso se as pessoas que ali viviam não estivessem aprisionadas.

A vitória estava garantida, a estratégia era perfeita e os inimigos não teriam a menor chance. O cerco foi muito bem elaborado com os detalhes cuidadosamente arquitetados.

Naquela época, brincar de Forte Apache com os primos era coisa séria e única batalha na vida.

Tumulto. Agitação. Reportagem. Encontraram uma garrafa antiga na praia, com uma mensagem, e decidiram abri-la e revelar seu conteúdo em grande estilo. Pessoas influentes presentes e pompa para abri-la. Dentro, o bilhete:

"Mãe, fiquei preso na ilha, meu barco afundou. Quero macarrão quando chegar. Pedrinho".

Quando bebia, virava filósofo.

n porre de *filosofia* barata.

Tereza era viciada em ler orelha de livro.
Era assim que escolhia suas leituras.
Não dava ouvidos às indicações dos amigos.

Turismo era sua paixão. Visitou vários países, em todos os continentes. Amava a diversidade cultural. Seu maior sonho era viajar, além dos livros.

Conhecer pessoalmente tudo o que a literatura lhe apresentara.

No restaurante da vida, nem sempre apreciava o prato apresentado pelo garçom. Se a refeição era muito indigesta, conversava com o Dono do restaurante, sempre atencioso. **Quando não era possível substituí-la,** ao menos recebia algo refrescante para acompanhar, ou uma sobremesa para adoçar.

Era menino quando aprendeu o ofício de encontrar água com o avô. Uma forquilha e uma reza bastavam, era só cavar e a água jorrava. Hoje, os tempos são outros, a vegetação está retorcida pela seca. Água já não tem... resta se segurar num fiapo de fé.

A reza é para sobreviver.

ESCOLHAS

Tarde cinzenta. Garoa. Cada um com seu guarda-chuva e seus pensamentos. Se veem de longe. Os olhos brilham, as mãos transpiram e os lábios esboçam um leve sorriso. Uma vida inteira é relembrada num instante. Monossilábico cumprimento, uma quase pausa e se vão.

Cada um para seu lado com o coração ainda disparado. Cada um esperando que o outro tivesse mudado a situação e colocado cor naquela tarde que continuaria cinzenta.

Zé das Mortes era um jagunço temido e respeitado nas redondezas. O que ninguém desconfiava é que tinha lá seus segredos. **Toda sua doçura gastava com Maria, morena encantadora que sabia amansar aquele homem de um jeitinho todo especial.** Da porta pra fora, entretanto, todo cuidado era pouco.

E a conversa insólita continuava:

— Já pensou na sorte do Pinóquio?

— Sorte? Como assim?

— Em ter um pai marceneiro...

— Explique melhor.

— Imagina o peso do nariz se o Gepeto trabalhasse com pedra ou com ferro, por exemplo.

A harmonia voltou quando decidiram aceitar as diferenças. **Desde então**, ele passou a usar calcinha vermelha; e ela, samba-canção.

Ele precisava de um pouco de açúcar para amenizar tanta amargura. Percebeu que sua tendência à solidão estava ficando séria quando, mesmo morando sozinho, fugiu de casa.

Pior... Ninguém sentiu sua falta.

ELA CHEGOU

Chegou imponente e majestosa.
Vestida de prata, brilhava absoluta,
independentemente de seus
calculados movimentos.

Alguns a reverenciaram, outros se
atreveram a pequenos rituais.
Mesmo os desavisados ou distraídos
se surpreenderam ao vê-la.

Outros ainda fingiram não perceber o
impacto dela em suas vidas.
Fotógrafos de plantão.

Muitas fotos, porém, poucos
conseguiram revelar sua essência.
Homenagearam-na com músicas,
poemas e belas telas, mas nada se
compara a vê-la presencialmente.

Lua, magia que hipnotiza!

Após exaustiva pesquisa, concluo que:

Sentimentos não são mensuráveis e, portanto, são inadequados para ser utilizados como moeda de troca.

A escada parecia interminável. Degraus escorregadios e pedras soltas. O perigo muito próximo. Sentiu o bafo fétido em sua nuca. Quando aquela mão pegajosa segurou seu braço, acordou gritando e molhado de suor. **Nunca mais comeria feijoada completa assistindo a filme de terror antes de dormir.**

ereza tinha um grave problema de procrastinação que já a estava prejudicando tanto pessoal quanto profissionalmente. Decidiu solenemente que em fevereiro iniciaria um tratamento com um psicoterapeuta indicado por uma amiga. Perdeu o prazo.

Esqueceu que o ano não era bissexto.

"Nunca se apaixone por um escroque, mas, se acontecer, que seja pelo melhor." Lembrou-se do último conselho de sua mãe e sorriu. **Quem manda no coração?** Ela acostumou-se rápido com a vida de muito luxo e pouco trabalho. Formavam uma dupla perfeita: ela elaborava os planos e ele os executava.

NA ESTRADA

Precisava chegar de alguma forma, independentemente do coração de lata, da cabeça vazia e da extrema falta de coragem.

Dorothy, altruísta, seguia pela estrada de tijolos amarelos como se toda a necessidade do mundo fosse de sua responsabilidade.

Depositou toda a confiança n mágico para descobrir, mais tarde, que teria conseguido sózinha.

Na jornada, aprendeu um pouco sobre persistência, e concluiu que é importante bater o pé para que o desejo, enfim, se realize.

Para casar, Dona Baratinha contou muitas mentirinhas.
Depois do Casamento, só conta uma:

a velha e oportuna dor de cabeça.

Na sarjeta, estava acostumado com sua invisibilidade social. Naquela noite, entre sonho e delírio, sentiu que um monstro lhe devorava as entranhas. Era a fome.
A última de sua existência.

A terapeuta avisou que a cura se daria de dentro para fora.

Só percebeu que guardava tantos monstros quando eles começaram a sair, de forma descontrolada.

A **Dona Qualidade** perdeu-se quando estreitou os laços de amizade com a **Senhorita Preguiça** e o **Senhor Relaxo**. **Madame Sabedoria** tentou alertar, mas faltou a ajuda do **Mestre Bom Senso**, que estava bem longe quando tudo isso aconteceu.

Quando percebia que o diálogo não fluía, maldiçoava sua sorte. Demorava um pouco para se dar conta de que se tratava de um monólogo. Tinha sérios problemas de comunicação. Sempre, depois de ultrapassar a barreira da timidez, tentava se comunicar com o lado errado da outra minhoca.

Maldita miopia!

O incêndio parecia consumir-lhe a alma.

Olhar perdido no tempo e espaço em busca de algum alento. Faces vermelhas pelo fogo que vinha de dentro, respirava fundo e dizia: "Calma, vai passar. É só uma fase."

Porém, em seu íntimo, duvidava de que o remédio para a menopausa desse conta daquele fogaréu todo.

Uma causa, algum efeito e muito defeito!

Sua vida foi insignificante.
De sua passagem pelo vilarejo,
não sobrou nem o pó da estrada.

Joaquim tinha uma família numerosa.
O sustento, tirava da roça.
Homem de hábitos simples, amava a natureza.
Nada o deixava mais feliz que encontrar um vaso com flores sobre a mesa, quando chegava da lida.

Observo silencioso.

O ritual é sempre o mesmo, todas as noites.
Maquiagem impecável; peruca, e a roupa com muito brilho, completam o figurino.
Desaparece Carlos e surge, enigmática, Miss Catherine.

Mas, somente eu, o ESPELHO, sou cúmplice da transformação que acontece em seu olhar.

— Mãe, o que é alegria?
— Alegria é quando acontece uma coisa muito boa. Quando a gente sente uma coisa gostosa, dentro da gente. Quando você não quer que aquele momento acabe. Entendeu?
— Ah! Entendi.
— Mesmo?

— Eu sinto tudo isso quando você me abraça, então, já sei o que é alegria.

O telefone foi o cupido que uniu os dois. Uma ligação para o número errado. Explicações, risos, conversa e o romance começou. Telefonemas apaixonados e intermináveis avançavam a madrugada. O término foi por uma mensagem no celular.

Boatos de que ele mandou um "zap" para a pessoa errada e deu "match"

Era uma revolução silenciosa e solitária.

Nas noites de insônia ensaiava a resolução
de todos os seus problemas com discursos
inflamados e bem embasados.

Sua fisionomia, transformada, era de
uma pessoa extremamente confiante.

Acordava exausta e, cabisbaixa,
vivenciava a mesmice de sempre.

Ele vivia no mundo dos sonhos.
Um dia acordou em meio a um
pesadelo. Não resistiu.
Dormiu para sempre.

ABELHA

A abelha,
pobrezinha,
insistia em
tentar se
alimentar
num botão
de rosa que
nunca abriu.

O sol castigava, mas ela tinha pressa e precisava prosseguir. Já estava perdendo a concentração quando uma boa alma fechou a persiana. Poderia continuar digitando sem o reflexo do sol que entrava pela janela.

DISTRAÇÕES

A Bailarina

Dançou, dançou, dançou... rodopiou e sorriu, agradecendo os aplausos.

Acordou no exato momento em que elegera esse como o momento mais feliz de sua vida

Tecnológicos. Conheceram-se num aplicativo.
Trocaram mensagens, fotos e links de perfil.
Finalmente marcaram encontro. Emudeceram.
Ao vivo não era possível usar emoticons.

TECNOLOGIA

REALIZANDO SONHOS

"Filho, se quiser ter grandes realizações na vida, registre os seus sonhos. Pegue um caderno e desenhe ou escreva o tudo o que você quer realizar".

Carlos tinha oito anos quando ouviu o precioso conselho. Imediatamente pegou um caderno de desenho e, com um lápis, esboçou sua primeira viagem de avião.

Hoje, aos oitenta, folheia calmamente as dezenas de cadernos desenhados a lápis e nanquim, todos encadernados com capa dura e com inscrições em letras douradas. Esses volumes ficam em sua estante, ao lado dos muitos livros infantis que ilustrou.

u caderno o fez conhecer meio
undo, ser reconhecido
ofissionalmente e realizar seus
nhos pessoais. Era feliz.
a mãe tinha razão, pensou sorrindo,
com um novo desenho em mente.

Recebeu a notícia de que ela havia morrido.
Sofreu. Morreu um pouco também. Com o tempo redescobriu uma forma de sobreviver.

Um dia, andando na rua, a encontrou. Coração acelerou, depois parou.

Morreu pela segunda vez.
A mentira o matou para sempre.

Olhou no espelho e não reconheceu seu reflexo.
De igual, restou o olhar apático e sem brilho que conseguiu nos últimos meses. O disfarce, necessário, roubou, antes de tudo, a sua alma.

O ESPELHO

O PONTO

O ponto, preocupado em não passar do ponto,
escondeu-se atrás dele mesmo.
Nunca mais se encontrou.

Ficou perdido numa interrogação.

COR & AÇÃO

Aprendeu desde cedo que só atingiria o
CORAÇÃO se colocasse alguma COR na AÇÃO.

R

Revendo raízes de
repetições recorrentes,
rabiscou rascunhos.

Resolveu render-se
ao raro e
reinventou-se,
rompendo regras
e rotas retas.

Reformulou rituais.
Rasgou a roupa.
Refutou rancores e raivas.

Rubra,
reagiu rindo da rebeldia.
Radicalizou e reviveu.

Refeita,
reinou radiante!

Leia também, da mesma autora:

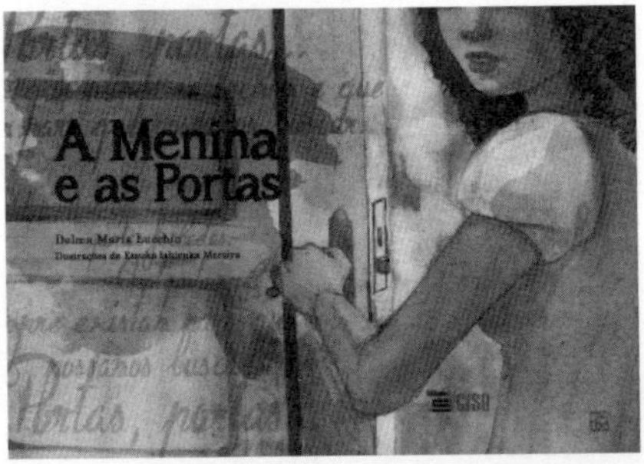

A MENINA E AS PORTAS

Desde muito cedo, nos deparamos com portas: abertas, fechadas, reais e imaginárias. Enquanto acompanhamos a Menina e suas Portas, somos delicadamente convidados a refletir sobre nossos próprios sonhos, expectativas, nossas escolhas e suas consequências.

BRINCANDO NAS NUVENS

Qual tia não ama seus sobrinhos? Neste livro, Brincando nas Nuvens, tia e sobrinho vão descobrir uma maneira muito divertida de brincar juntos e viver momentos inesquecíveis.

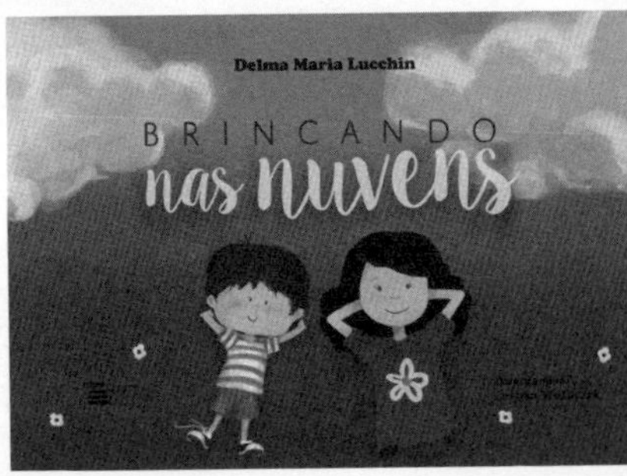

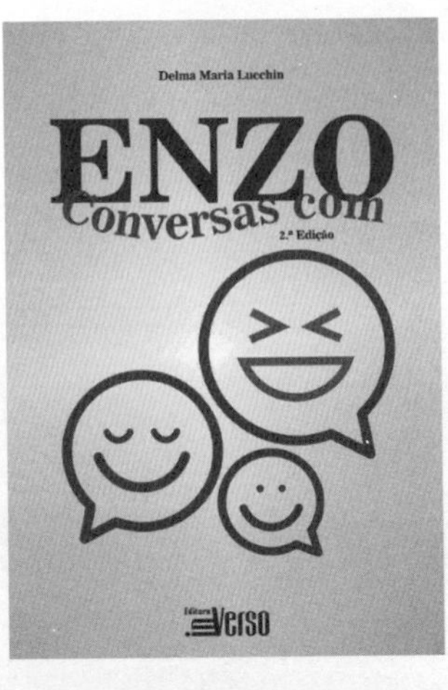

CONVERSAS COM ENZO

O jeito como Enzo desvenda o mundo parece genial a todos nós. Mas também tem algo familiar. Será que é porque ele de alguma forma nos lembra de quando nós mesmos ainda encarávamos tudo de modo lúdico, lógico e criativo? As Conversas com Enzo, esse menino esperto, curioso, afetuoso e encantadoramente original vão fazer você voltar ao tempo em que, para descobrir o segredo das coisas, podia contar com o olhar puro que só uma criança possui.